Karl HANOTAUX

Membre fondateur de la Ligue des Patriotes.

GARÇONS & FILLES

LEUR ÉDUCATION PHYSIQUE

DEUX CONFÉRENCES

Se trouve chez l'Auteur, 7, rue Obligado.

PARIS

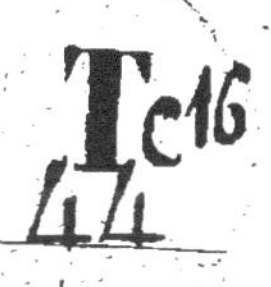

Karl HANOTAUX

Membre fondateur de la Ligue des Patriotes.

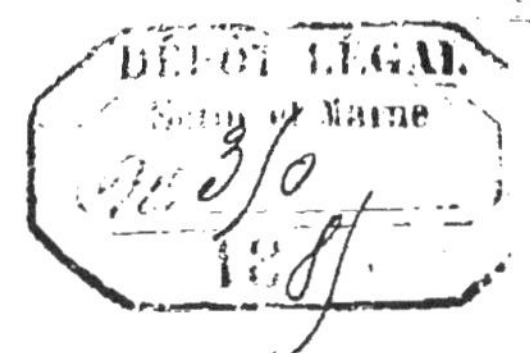

GARÇONS & FILLES

LEUR ÉDUCATION PHYSIQUE

DEUX CONFÉRENCES

Se trouve chez l'Auteur, 7, rue Obligado.

PARIS

KARL HANOTAUX

GARÇONS & FILLES

LEUR ÉDUCATION PHYSIQUE

« La gymnastique est une seconde partie
« de l'hygiène nécessaire au maintien de la
« santé, au développement des forces corpo-
« relles, et que nous rendrons propre à l'éduca-
« tion patriotique.

« Courir, sauter, nager, tirer au blanc, imiter
« les marches, les évolutions militaires, s'exercer
« au maniement des armes, voilà ce que nos
« élèves feront chaque jour, soit dans la prome-
« nade, soit sous les portiques; pauvres et riches,
« tous sont citoyens, nul ne sera dispensé d'ap-
« prendre à l'être. »

(Extrait de l'essai sur l'éducation nationale, par Jean
de Bry, ancien député du département de l'Aisne
au Conseil des *Cinq-Cents*.)

AVANT-PROPOS

Au mois de décembre 1884, un de nos compatriotes de l'Aisne, M. Berton, eut l'idée de fonder une association des originaires du département de l'Aisne, en résidence à Paris. Une idée si heureuse devait être goûtée ; beaucoup de nos compatriotes se sont fait inscrire immédiatement comme membres adhérents de l'association, qui a pris pour titre : Union fraternelle de l'Aisne, Association amicale et d'appui mutuel des originaires du département de l'Aisne, a Paris.

Dans le but d'en propager le plus possible l'utilité, et d'augmenter le nombre de ses adhérents, M. Berton, élu président de cette association, jugea qu'il était nécessaire d'établir entre les compatriotes habitant Paris ou sa banlieue, un centre de relations, au moyen de réunions mensuelles, où pourraient être faites des conférences sur toutes les questions de bien public intéressant notre département.

C'est ainsi que j'ai été appelé à inaugurer en

1884, et ensuite, à continuer, en 1885, la série des conférences mensuelles. J'ai développé devant des amis (je ne puis donner un autre nom à mes compatriotes) un sujet qui, pour être vieux, n'en est pas moins toujours nouveau. Ce sujet a été traité, dans tous les temps, par des médecins et des hygiénistes, aux écrits desquels j'ai dû souvent recourir. Je citerai, parmi eux, Fonsagrives, Farsac, Mercurial, Paz, Amoros, etc. Il est difficile d'ajouter quelque chose aux ouvrages de ces savants, aussi l'objet de mes préoccupations, en essayant de traiter de l'éducation physique à donner aux enfants, a été surtout de m'attacher à énumérer les faits dans leur succession naturelle, en y joignant quelques observations personnelles, plutôt vulgaires que scientifiques, et basées sur le simple bon sens et sur l'expérience.

Je souhaite que les pères et les mères de famille, que les instituteurs et les institutrices, que tous ceux, en un mot, qui sont appelés à remplir ce grand devoir humain : l'éducation de la jeunesse, trouvent dans cette étude des conseils sages et utiles ; et, s'ils veulent bien seulement les lire, ce sera pour moi une grande satisfaction.

PREMIÈRE CONFÉRENCE

PREMIÈRE CONFÉRENCE

(Décembre 1884)

Les exercices corporels se retrouvent chez tous les peuples du monde : les grands voyageurs ont remarqué que les sauvages de la Nouvelle-Guinée et ceux de la Nouvelle-Hollande s'exercent à la pêche, à la natation, au maniement de leurs armes, par des combats simulés et des jeux d'adresse. Aussi, ces sauvages paraissent courir, sauter, gravir, nager naturellement. Les peuples de l'Afrique centrale, dans les sables brûlants du désert, font, sur leurs petits chevaux à demi-sauvages, des courses aventureuses ; ils s'exercent aussi à la chasse aux animaux féroces. Les Indiens de l'Amérique du Sud, doués d'une agilité surprenante, ne craignent pas, à l'aide d'une longue perche à laquelle ils sont suspendus, de franchir les torrents, de s'élancer de rochers en rochers, à travers des chutes d'eau presque aussi dangereuses que celles du Niagara.

En Europe, les Espagnols nous donnent toujours le spectacle de ces combats de taureaux que, cependant, l'humanité réprouve. Mais ce peuple voit encore, dans ces combats, un moyen de conserver à la nation quelque chose de la vigueur de ses ancêtres, les Goths. Quelle présence d'esprit, quel courage, quelle adresse, quelle légèreté et quelle agilité n'ont-ils pas, ces picadors, ces matadors ou ces toréadors, pour arriver à atteindre, d'une blessure mortelle, le farouche taureau qui tombe aux acclamations de plusieurs milliers de spectateurs !

Ceux qui sont allés en Espagne ont toujours été frappés de la docilité et de la patience du soldat espagnol. On pouvait penser que, dans un pays où la politique joue un si grand rôle, où l'agitation des esprits est telle, le soldat espagnol serait mou, sans énergie ou indiscipliné. C'est là une profonde erreur ; ce soldat est le plus facile à discipliner, et, en temps de guerre, il supporte la fatigue, les privations, les longues et pénibles marches avec un courage extraordinaire. Et c'est aux exercices gymnastiques, en grand honneur chez le peuple espagnol, qu'est due cette valeur physique du soldat.

Chez les Suisses, les exercices du corps ont conservé leur importance. Dans toutes les fêtes, la lutte, le saut, la course sont toujours en honneur. A Berne, le lundi de Pâques, il y a, tous les ans, la fête de la gymnastique.

Les exercices commencent par la lutte, se continuent par le lancement de pierres en l'air, l'exercice du mât de cocagne, la course au but, etc.

Il n'y a pas un village, en Suisse, qui n'ait son école, et pas une école qui n'ait son gymnase.

Mais c'est à Berlin que se trouvent les plus grandes écoles de gymnastique. Nous sommes forcés de constater, avec bien des regrets, que la France a toujours été dépassée par l'Allemagne, dans la pratique de l'art si important des exercices corporels.

Depuis les désastres de 1806, les gouvernements allemands, convaincus que les exercices gymnastiques devaient jouer un grand rôle dans leur système d'éducation nationale, ont déclaré que ces exercices seraient introduits dans les écoles et seraient ainsi répandus dans toutes les classes de la population. Tous les soldats allemands savent nager avec leurs armes et leurs uniformes. Nous nous rappelons les avoir vus, pendant la guerre de 1870, équipés et armés, traverser à la nage nos cours d'eau et nos rivières. Ils n'avaient pas oublié que les Celtes leurs aïeux (ou les cousins de leurs aïeux), ont traversé à la nage le Rhône, le Rhin et le Rubicon, et que, sans les oies du Capitole, les Gaulois, franchissant le Tibre, arrivaient à Rome et changeaient peut-être les destinées du monde.

C'est en partie, hélas! aux exercices de gymnastique, que les soldats allemands ont pu vaincre les nôtres! Car, si nos jeunes soldats français, avec leur nature vive et souple, avaient reçu, sous ce rapport, une éducation sérieuse, n'auraient-ils pas eu, du coup, une immense et facile supériorité sur les lourds fantassins et les massifs cavaliers allemands?

En Danemarck, en Suède, en Norwège, la gymnastique est devenue une véritable science. C'est, en effet, à Stockholm, en l'année 1814, qu'a été fondé le premier Institut national de gymnastique.

La salle d'école, dans ces pays, est installée et disposée de manière à devenir, immédiatement et plusieurs fois par jour, un gymnase improvisé.

En Belgique, depuis une quarantaine d'années, il s'est fondé, dans les moindres bourgades, des sociétés de gymnastique, où, jeunes gens et hommes faits vont s'exercer et se fortifier.

Quant aux Russes, ils sont bien les dignes descendants des Slaves, si passionnés pour tous les exercices corporels. Nos pères ont su les apprécier en Crimée, ces infatigables soldats Russes, marchant au combat nu-pieds et à peine vêtus, impassibles et résignés sous le feu de nos batteries formidables. C'est à la gymnastique qu'ils devaient, en partie, cette force de supporter les longues marches, sur les routes glacées de leur pays insalubre et humide, ainsi que ces privations inouïes.

Si nous faisons un résumé de ce qui se passe autour de nous, d'après les résultats obtenus par les exercices de gymnastique, nous avons la certitude que cette science, bien comprise et bien raisonnée, deviendrait, en France, une source de force, de courage et de santé. Les passions nobles et élevées remplaceraient les mauvaises, qui nous viennent de l'abus de la civilisation; la générosité, l'honneur, la bravoure, la probité, l'amour de la patrie, remplaceraient l'indifférence, la mollesse et l'égoïsme.

En un mot, on n'oublierait pas que c'est grâce à la devise antique : « L'esprit sain dans un corps sain, » que les Grecs ont vaincu à Marathon et à Platées.

.·.

En France, depuis 15 ans surtout, le besoin de propager la gymnastique s'est fait vivement sentir ; les législateurs ont pensé qu'à la culture de l'esprit, il fallait joindre celle du corps ; qu'il importait à l'Etat d'avoir des hommes non seulement instruits, mais forts et vigoureux ; que les générations présentes et celles à venir devaient joindre la force physique au courage et au patriotisme.

En établissant la gymnastique dans toutes les écoles gratuites, où la loi fait une obligation aux parents de conduire leurs enfants, en consacrant ainsi la valeur et l'importance de leur éducation corporelle, le gouvernement de la République a fait une grande œuvre sociale.

Il a compris qu'il n'était plus permis de laisser croupir le peuple français, dans l'abâtardisse-

ment et la multiplication des infirmités natives;
que la société devait à tous l'aliment qui fortifie
le corps, en même temps que les enseignements
qui éclairent l'esprit et élèvent le cœur.

En donnant « à la jeunesse une éducation phy-
« sique, trop négligée jusqu'ici, on utilisera l'em-
« ploi de toutes ses forces, on contribuera direc-
« tement au bonheur de l'homme, on préparera
« en même temps, la force des Etats et la pros-
« périté publique. »

Personne ne peut mettre en doute que l'habitude des exercices corporels, non seulement
développe les forces de l'homme, mais, l'éloigne
de la maladie et du vice.

A la guerre, le citoyen qui a fait de la gymnastique est pour le pays un défenseur sûr.

En temps de paix, il trouve, dans la continuation des exercices corporels, le moyen d'entretenir la vigueur de sa constitution; ce qui lui
assure le bonheur d'une vie longue et exempte
de maladie; et ce qui lui donne la force de travailler à la gloire et à la richesse sociales, en
fournissant à son pays une génération noble,
riche, commerçante, industrielle et artistique.

A Sparte, dit le moraliste Sénèque, afin de ne
point laisser l'âme du guerrier s'engourdir dans

l'inaction et l'oisiveté, le Sénat ordonnait de ranimer ses forces et sa valeur par de fréquents exercices, qui, au milieu même de la paix, lui présentaient l'image, la fatigue et les dangers de la guerre.

Honneur donc aux gouvernements qui ont compris que leur mission était, non-seulement de mettre l'instruction à la portée de tous, mais, encore qui ont pris l'initiative de réformer la gymnastique, et d'en faire une des parties intégrantes de l'éducation publique.

Depuis la Restauration, dans la plupart des lycées et dans quelques collèges seulement, il y avait bien des gymnases installés, mais, leurs exercices étaient facultatifs, et plus d'un proviseur ou plus d'un principal bannissait, en somme, de ces lycées et de ces collèges l'instruction gymnastique ; ils faisaient beaucoup plus de cas des élèves qui leur préparaient des succès aux concours généraux ou académiques, que de ceux qui s'adonnaient en dehors des études classiques, aux exercices corporels.

En un mot, cette partie de l'éducation qui perfectionne les facultés corporelles, et maintient la santé, était presque entièrement sacrifiée à la perfection scientifique, littéraire et morale.

Aussi que d'enfants pâles, malingres ou lymphatiques!

Les parents se demandaient avec inquiétude quelles étaient les causes de cet état chétif, de cette faiblesse et de cette langueur.

La première, et la plus funeste, était assurément la corruption précoce des jeunes gens internes; mais la seconde était l'absence presque complète des exercices corporels qui, bien entendus, eussent pu contrebalancer la désastreuse influence de l'internat.

Dans les villes, en effet, les enfants des familles ouvrières étaient presque toujours retenus dans l'inaction, et ne prenaient d'autre exercice que certains amusements, dans un logement souvent malsain et humide; quand ils étaient arrivés à l'âge de travailler, on les mettait à l'atelier. Il est vrai qu'avant d'être des hommes, ils faisaient de bons ouvriers; mais, quand la Patrie avait besoin de leurs bras, ils faisaient alors de bien mauvais soldats.

Les enfants des familles aisées, qui habitaient les villes jusqu'à l'âge de dix-huit ans, passaient la plus grande partie du temps dans les écoles primaires à faire des niches à leurs maîtres ou à leurs maîtresses, au lieu de développer leurs

2.

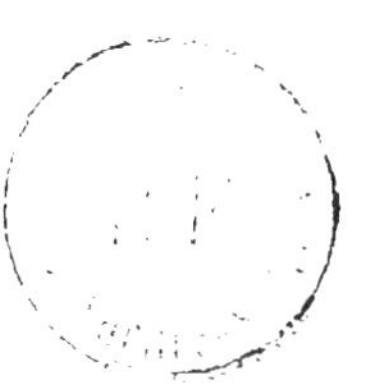

forces par des exercices corporels bien entendus.

Aujourd'hui, il n'en est plus ainsi. On a compris que, dans les écoles primaires et secondaires,
il fallait pour rendre complet et meilleur le système d'instruction des jeunes gens, y associer les
exercices du corps.

Que les pères et les mères de famille, que les
instituteurs et les institutrices, que les chefs des
établissements d'éducation publique ou privée,
soient bien pénétrés de l'immense utilité de la
gymnastique; qu'ils n'oublient pas que les jeunes
gens qu'ils ont à guider dans la voie du bien, de
l'instruction et du progrès, ont besoin de toute
leur force physique, pour devenir des hommes
aptes au relèvement de la nation et à la régéné-
rescence de l'humanité; que, en un mot, la gymnastique est l'art de seconder le développement
naturel des facultés physiques de la jeunesse; et
qu'aucun âge n'exige plus impérieusement les
exercices du corps.

Honneur aux maires et aux conseillers municipaux qui ont encouragé la propagation de l'art
gymnastique dans les campagnes, en organisant,
surtout comme dans la région du Nord, des instituts de gymnastique.

Que les personnes riches et intelligentes, en position de contribuer à cette œuvre de régénération, viennent aider ces maires et ces conseillers municipaux qui auront pris l'initiative de développer, d'une façon régulière et normale, l'organisme de la jeunesse française.

Ce qui nous manque en France, le plus souvent, ce n'est ni la justesse, ni même la hardiesse de l'initiative privée; c'est la persévérance dans l'idée conçue ou les moyens de la soutenir; il faut donc que, même dans les plus petites localités, il se rencontre des hommes ayant le feu sacré, pour stimuler l'indolence des uns, pour déjouer l'hostilité des autres, pour tenir l'opinion publique en éveil, et pour rappeler à tous que la question d'éducation physique n'est pas seulement un thème à discours, mais une question pratique, nationale, morale, politique et sociale. Elle est pressante pour la République, elle intéresse l'avenir de la France; car, de la force physique des peuples dépendent, en partie, leur grandeur et leur décadence.

Mais soyons rassurés : le gouvernement de la République, qui est le gouvernement de tous, s'est déjà pénétré de l'importance de ces créations d'instituts de gymnastique, dans les villes et les campagnes ; (on en compte aujourd'hui cent cinquante environ, réunies sous le nom de « l'Union fédérale des sociétés de gymnastique de France »); il les protège et les protégera de manière à former, pour ainsi dire, un système vigoureux et bien compris d'éducation physique et nationale, qui développera, dès l'enfance, les aptitudes militaires. Il prendra part à ces créations privées qu'il considère déjà comme étant d'utilité publique. Il continuera, comme il l'a fait, à les encourager : concours, médailles, décorations et prix d'honneur, rien ne sera épargné.

On a tant fait pour développer l'amélioration des races bovine, ovine, porcine et chevaline, n'est-il pas bien temps qu'on fasse quelque chose pour la race humaine ?

Que de constitutions lymphatiques fortifiées, que d'infirmités corrigées, que de déviations redressées, que de santés améliorées dans nos jeunes générations, et surtout parmi les enfants pauvres !

A côté de ces considérations physiques, n'y a-t-il pas lieu aussi d'invoquer les sentiments patriotiques ?

La jeunesse française ne s'appartient pas ; ses yeux mouillés de larmes doivent souvent être tournés vers l'Est, pour les faire penser à la mutilation de la patrie.

Sous l'empire de cette continuelle et poignante douleur, et dans l'espoir de la vengeance, notre jeunesse doit trouver les moyens d'entretenir ses forces et son adresse, en vue d'une guerre future, dans des associations de gymnastique et de tir.

Au lendemain d'Iéna, la Prusse a formé de ces associations. Ce que les Allemands ont fait, nous pouvons le faire aussi ; pour cela, il faut commencer par l'éducation physique de l'enfant, dès son jeune âge. Il faut que le gouvernement continue énergiquement l'œuvre entreprise pour l'honneur et la gloire de la France.

En félicitant le gouvernement de la République du concours qu'il apporte, et qu'il a apporté, au développement considérable de l'art gymnastique en France, surtout depuis 1872, sous l'heureuse influence de M. Gréard, l'éminent recteur de l'Académie de Paris, dont nous ne pouvons que proclamer très haut l'activité infatigable, nous aurions tort d'oublier d'adresser nos éloges, nos remerciements et notre reconnaissance à ces particuliers dévoués qui ont donné leur temps, consacré leur énergie et leur activité avec tant de désintéressement à cette grande œuvre sociale de revendication nationale, et qui ont négligé leurs intérêts personnels pour le relèvement de la France :

En tête, M. Déroulède, le fondateur de la Ligue des Patriotes et du journal « le Drapeau » ;

Ensuite MM. Paz et Lecoq, les fondateurs de l'Union Fédérale ;

M. Sansbœuf, président d'honneur de l'association des gymnastes de la Seine ;

M. Caudelier, président de la Fédération du Nord, et directeur du journal le *Carabinier gymnaste* ;

M. Mulot, auteur de l'excellent traité de gymnastique qui devrait être entre les mains de tous nos garçons et de toutes nos filles ; M. Laisné, inspecteur de la gymnastique dans les écoles primaires de la Seine ; et tant d'autres que nous ne pouvons citer, la liste en serait trop longue, mais dont les noms sont connus et répétés, surtout aux jours des fêtes de gymnastique qu'ils organisent tous les ans, dans leurs régions.

Ces concours locaux de gymnastique compteront assurément parmi les plus heureuses innovations de ces derniers temps. Ils fortifient le corps des jeunes gens, et leur enseignent, en même temps, le respect de la discipline et de l'obéissance.

* *

Le mouvement, c'est la vie ! Le mouvement est

éternel. Avec lui se succèdent et se reproduisent sans cesse, des milliers d'êtres; roue tournante et impalpable, au milieu de laquelle les créatures vivantes accomplissent, plus ou moins vite, leur existence de si courte durée.

Le jeune enfant porte, pour ainsi dire, en lui, l'instinct du mouvement. Ne semble-t-il pas toujours vouloir s'échapper des mains de sa nourrice? Celle-ci n'est-elle pas sans cesse forcée de le bercer dans ses bras? A peine a-t-il la force de tenir ses petites jambes sur le sol, qu'à la vue d'un objet qui roule, d'un jouet qui remue, il veut courir pour le prendre. Que sa nourrice se mette à chanter, ou mieux, à fredonner quelques airs suffisamment cadencés, l'enfant, sur le giron, se remue et saute.

Si la nature inspire aux enfants tant d'éloignement pour le repos, c'est pour les porter au mouvement par l'attrait du plaisir. Leur croissance et l'augmentation de leurs membres demandent qu'ils fassent un usage constant de leur force, qu'ils se remuent et se déplacent continuellement.

Comme l'a dit J.-J. Rousseau, l'activité, chez l'enfant, est surabondante; elle s'étend en dehors et se montre dans toutes ses actions. Pour se déplacer, les enfants courent bien plus souvent qu'ils ne marchent.

L'exercice est donc un besoin pour l'homme, et surtout pour l'enfant. C'est un instinct auquel il ne peut se dérober, sans nuire à son existence.

Or, dans les premières années de sa vie, l'enfant ne devrait être livré à aucune étude intellectuelle qui pût fatiguer son cerveau en formation. On aura assez fait, si on le prépare à ses études en lui donnant une constitution capable de les supporter.

De là l'importance d'accoutumer l'enfant aux fatigues corporelles. Ce serait le véritable moyen de ne pas l'exposer aux souffrances qui attendent celui qui n'a jamais vécu qu'en enfant gâté. Les plus grands généraux ont commencé par être soldats, et les plus fameux marins par être mousses.

Ce n'est malheureusement pas ainsi que beaucoup de familles comprennent cette bonne manière de faciliter le travail et de favoriser l'intelligence de leurs enfants. Trop souvent, hélas! les parents sont leurs bourreaux.

Ils ne comprennent pas que jamais l'esprit ne se forme le premier sans nuire au corps, et ils cultivent l'intelligence de leurs enfants avant leur corps si délicat et si fragile.

Ils exigent d'eux, à l'âge le plus tendre, un travail immodéré de l'esprit, les pères, dans l'espoir de les voir un jour des hommes illustres, des Newton, des Napoléon, des Gambetta; les mères, par le désir de se faire honneur de petits prodiges de huit à dix ans. Malheureuses victimes de l'ambition et de la vanité, les enfants, accablés de travaux au-dessus de leurs forces, privés du temps nécessaire pour délasser leur esprit, fatigués après de longues heures d'études ingrates, ne rentrent à la maison que pour étudier encore, ou pour faire de longs pensums, aussi absurdes qu'abrutissants.

Que deviennent ces pauvres enfants, qui ont consacré exclusivement à ces études, à ces pensums, les heures si précieuses de leur jeunesse? Que deviennent-ils, ces jeunes gens dont la mémoire a été surchargée par trop de choses qu'on leur a fait apprendre trop vite?

On les a empêchés de se développer physiquement, ils arrivent dans la vie épuisés; ils savent, mais ils ne peuvent plus produire; ils restent faibles et leur mort est presque toujours prématurée.

Nous-mêmes pourrions en citer, de ces nombreuses victimes d'un travail excessif, que la phthisie a enlevées peu de temps après avoir terminé leurs études. N'avons-nous pas vu des élèves très brillants, qui, au lycée, avaient obtenu tous les premiers prix, succomber avant 3o ans, à la suite d'un ramollissement cérébral précoce ?

C'est alors que les parents expient bien cruellement, le père son ambition, la mère sa vanité !

N'avait-il pas bien raison, ce sage de la Grèce, qui disait que si la chose eût été possible, il serait monté sur le lieu le plus élevé de la ville pour s'écrier : « Que faites-vous malheureux pères de « famille ? Vous mettez tous vos soins à amasser « des richesses, et vos enfants, à qui vous devez « les laisser, à peine vous en occupez-vous ! »

Que les pères et les mères de famille qui sont intelligents, et qui aiment véritablement leurs enfants, sachent que c'est leur préparer bien des souffrances et bien des faiblesses, que de ne point fortifier leur corps, en lui donnant la même culture qu'on donne à leur esprit.

Répétons à ces pères et à ces mères de famille ce qu'écrivait Montaigne à ce sujet : « Je veux que la bienséance extérieure, et la disposition de la personne se façonnent quant au corps et quant à l'âme. Ce n'est pas une âme, ce n'est pas un corps qu'on dresse, c'est un homme. Il ne faut pas faire à deux, et comme dit Platon, il ne faut pas les dresser l'un sans l'autre, mais les conduire également, ainsi qu'un couple de chevaux attelés au même timon. »

Voilà un penseur qui avait conscience du parfait équilibre qui doit régner entre l'éducation du corps et celle de l'esprit.

Ils sont rares, malheureusement, ces pères et ces mères intelligents ! Que trouvons-nous, en effet, trop souvent, chez ces éducateurs de leur enfant ? Des vues courtes, des projets en l'air, du désordre au lieu de règle, des faiblesses et des brutalités. On saura beaucoup mieux discipliner et dresser des animaux, que donner une bonne éducation physique aux créatures qu'on met au monde.

Le défaut d'exercice chez les enfants retarde l'accroissement de leurs membres et diminue leurs forces. Quoique la nature les leur fasse chercher instinctivement, il est bon de leur donner de bonne heure une grande estime des exercices du corps avec un grand mépris de la vie sédentaire et efféminée ; il faut leur faire comprendre qu'un homme est capable de peu de chose, s'il ne peut, sans être bien vite exténué, faire parfois des travaux excessifs et se surmener ; se priver, par exemple, pendant une journée, de manger, ou une nuit, de dormir.

Le défaut d'exercice, et la surcharge intellectuelle trop grande chez les enfants, conduisent au nervosisme; et, dans toutes les professions, dans la diplomatie, dans la littérature, dans les sciences, dans l'art de la guerre, une sensibilité trop exagérée retire à l'homme le sang-froid, et le met à la merci des événements dont il devrait, au contraire, toujours être le maître.

Les hommes sont trop mous, parce qu'on les élève trop délicatement dans leur enfance. Nos enfants, en effet, sont frileux, douillets et sensuels; il faut qu'ils deviennent insensibles au froid, courageux dans la douleur physique, résistants aux désirs, aux besoins et aux habitudes. Ce n'est pas quand ils seront des hommes, qu'on pourra leur donner un corps solidement trempé, si la première éducation n'y a pas pourvu tout d'abord. Supprimons donc cette mauvaise habitude d'emmailloter les enfants; laissons aux ignorants tous ces moyens routiniers, les lisières, les chariots, auxquels on a recours pour aider les jeunes enfants à marcher. Qu'ils apprennent par eux-mêmes. La nature sera leur meilleur auxiliaire.

Endurcissons leur épiderme au froid, en leur laissant toujours les jambes nues. Un jeune garçon qui se chauffe, est, neuf fois sur dix, un enfant gâté.

Assouplissons leurs muscles, leurs nerfs, leurs membres à tous les exercices; nourrissons-les d'une façon régulière, avec des mets simples, sains et sans recherche; habituons-les à se lever de bon matin et à se coucher de bonne heure.

Engageons-les à courir souvent. De cette habitude naît pour eux la facilité de gravir des rochers, ou de franchir vite de longues distances. Habituons-les à nager. Voilà un exercice qui ne fait pas dépenser d'argent aux parents comme l'escrime, l'équitation et la danse, et qui, cependant, est aussi favorable au développement des forces physiques, que nécessaire dans beaucoup d'occasions. Combien de personnes n'ont échappé à une mort certaine que parce qu'elles savaient nager? Pour arriver à accoutumer les enfants à l'exercice de la natation, exercice beaucoup trop négligé en France, il faut, de bonne heure, leur faire prendre des bains froids, non pas dans des baignoires, mais dans des étangs et des rivières.

La natation naturelle, apprise pendant le jeune âge, est bien préférable, sous tous les rapports, à celle qui aura été apprise à un âge avancé et dans une école spéciale.

N'empêchons jamais l'enfant de s'exercer à la lutte, de manière à ce qu'il puisse se défendre contre celui qui l'attaque ou le provoque. Si l'enfant vient se plaindre au père, à la mère ou au maître, d'avoir été battu par son adversaire, loin de le plaindre, qu'on le gronde de ne l'avoir pas rendu. On éveillera ainsi en lui, non pas le sentiment de la vengeance, mais le sentiment du respect de soi-même.

Je me rappelle très bien, comme vous, le passage du Sermon de Jésus, sur la montagne, rapporté par Mathieu l'Evangéliste : « Vous avez « appris qu'il a été dit : œil pour œil et dent « pour dent. Vous aimerez votre prochain et « vous haïrez vos ennemis. Et moi, je vous dis « de ne point résister au mal que l'on veut vous « faire; d'aimer vos ennemis, de faire du bien à « ceux qui vous haïssent, et de prier pour ceux « qui vous persécutent et vous calomnient. »

Je trouve admirable d'amour cette prescription, qui est une des clefs de la doctrine chrétienne, mais, je ne la trouve guère pratique.

En prenant cette exhortation du Christ au point de vue national, il faudrait donc que nous aimions les Allemands, qui nous ont vaincus et dépossédés de nos deux belles provinces, l'Alsace et la Lorraine! Le jour où l'on aimera ses ennemis, sera celui où toute distinction de nationalité sera abolie entre les hommes. Alors, seulement, on ne se défendra pas plus contre l'étranger que contre le méchant. Il n'y aura plus de guerre, plus d'armées, plus d'Etats d'aucune sorte.

Mais en attendant ce renoncement à la patrie, et ce triomphe du cosmopolitisme, excitons les enfants à ne pas laisser passer sans mot dire une offense.

Dans la vie, aussi bien à l'école qu'à l'atelier, aussi bien au collège que dans le monde, ce sont toujours les plus forts et les plus courageux qui sont les plus honorés et les plus respectés.

Les gens lâches et de mauvaise foi sont toujours détestés. Il est donc bon de pouvoir se défendre soi-même contre leurs bassesses et leurs mauvaises actions, et de les leur faire payer. Celui qui pourra ainsi se faire respecter par ceux qui lui voudront du mal, ne sera pas, je vous assure, un rachitique, un homme efféminé, sans force et sans énergie; ce sera, au contraire, l'enfant qui aura été endurci, dès l'âge le plus tendre, à la campagne, qui aura joué, sauté et couru pieds et tête nus, à travers champs, à la pluie, au vent et au soleil, marchant à travers les épines et les ronces, ou celui qui, à la ville, aura toujours fait des exercices gymnastiques.

Lorsque l'enfant, ainsi endurci, arrivera au moment des études intellectuelles, il sera bon d'éviter un système d'instruction par trop sédentaire ; il faudra couper ses classes par de nombreuses et actives récréations.

L'objet principal de l'éducation de l'enfant devrait se renfermer dans cette formule : procurer à son corps la force qu'il doit avoir, et à son âme, la perfection dont elle est susceptible.

« Endurcissez l'enfant, dit Montaigne, à la
« sueur et au froid, au vent, au soleil, et au
« hasard qu'il luy fault mépriser ; ostez-lui
« toute mollesse et délicatesse au vestyr et au
« coucher, au manger et au boire ; accoustumez-
« le à tout ! que ce ne soit pas un beau garson
» et dameret, mais un garson vert et vigoureux.
« Habituez-le de bonne heure à estre suant,
« pouldreux et nourry grossièrement. »

Les muscles trouveront dans ce régime de bonnes conditions pour se développer.

Ne croyez pas que les fils de famille, avantagés par la naissance, la fortune et l'éducation, doivent, plus que les autres, se dispenser de ces épreuves d'une vie rude et fatigante. Les hasards de la vie peuvent la leur imposer un jour ou l'autre ; et comment s'en tireront-ils, s'ils n'ont été élevés virilement ?

Du reste, quand il lui naît un fils, le père, qui a passé par l'invasion de 1870, n'a pas le droit de ne pas y penser ; il doit, à cet instant, se reporter, spontanément, à 20 ans plus tard, et penser qu'alors la nation lui demandera cet enfant. Que cette pensée patriotique et vraiment grande lui fasse instruire ce fils dans la force, le courage, la discipline et le dévouement pour la patrie, cette mère vaincue et mutilée.

Si les pères de famille avaient tous cette noble pensée, ils donneraient eux-mêmes, à leurs enfants, les premières instructions de la gymnastique. Cette culture déciderait du sort de cette jeune plante, et l'impression que l'on reçoit dans cet âge tendre ne s'effacerait jamais.

Ce n'est pas à des personnes à gages, inattentives ou indifférentes, qu'on doit confier la première éducation physique des enfants,

C'est au père de famille qu'incombe ce soin, et celui qui s'occuperait lui-même de cette éducation ne trouverait rien de mieux pour l'exercice de ses propres muscles.

C'est ainsi qu'Henri IV, qui était cependant un roi très laborieux, d'après les mémoires de son médecin Hérouard, passait, tous les matins, une heure à jouer, avec ses fils. Où ce roi avait-il été chercher, pour ses enfants, ces exemples de l'influence salutaire des exercices du corps ? Il les avait puisés dans sa jeunesse même. Ce prince fut élevé, comme nous le savons, dans un château du Béarn, au milieu des montagnes, vêtu en paysan, tête et pieds nus, courant à travers champs et bois, et nourri frugalement.

C'est en se souvenant de cette éducation première, qui lui avait permis de supporter les fatigues de la guerre, qu'il cherchait à la trans — mettre en l'enseignant lui-même à ses enfants.

Si nous remontons dans l'antiquité, les his - toriens nous rapportent que l'empereur Auguste enseignait lui-même à ses enfants, l'art de na- ger. Suétone, à ce propos, raconte qu'il les fai- sait manger avec lui ; qu'en voyage, il ne les quittait pas, soit à cheval, soit en voiture. Agésilas, dit Plutarque, aimait beaucoup ses petits-enfants, et, chez lui, il prenait part à leurs jeux, enfourchant un bâton comme un cheval. Un de ses amis l'ayant surpris un jour au mi- lieu de cet exercice, il le pria de n'en rien dire à personne, jusqu'à ce que lui-même eût des enfants.

Cyrus, ce fils de monarque, jusqu'à sa dou- zième année, n'avait eu pour nourriture que du pain et du cresson, pour boisson que l'eau de la rivière, qu'il allait puiser, comme ses jeunes frères d'armes, dans une coupe de bois ; c'est ainsi que ce jeune prince donnait des leçons de tempérance au vieux roi des Mèdes, son aïeul. Il lui disait, à la suite d'un festin que le vieux monarque avait donné à ses courtisans : « Vous sembliez, en parlant et chantant confu- « sément, que vous n'étiez plus leur roi, et « qu'ils n'étaient plus vos sujets. »

Le roi Clovis, porté sur le pavois à 15 ans, consacra les cinq premières années de son règne, à se former à tous les exercices corporels. Il n'ignorait pas que c'était du mot *exercitium* (exercice) que vient celui d'*exercitus* (armée), et que, plus les troupes sont exercées, plus elles sont fortes et invincibles.

Aussi, ce fils de Pharamond endurcissait-il ses soldats aux fatigues, dès leur jeunesse. Ils étaient tellement solides et vigoureux « qu'ils tom- « baient sur l'ennemi avec la même rapidité que « le javelot qu'ils avaient lancé. »

A la fin du XVIIe siècle, Charles XII, qui avait 11 ans lorsque parut l'ouvrage de Locke et son système d'éducation, fut rompu aux pra- tiques recommandées par le philosophe anglais. Il leur dut, sans aucun doute, cette nature d'acier qu'aucune fatigue ne lassait, et cette force de volonté morale qui le maintint toujours supérieur aux événements, quels qu'ils fussent, aux succès comme aux revers. Un jeune prince gâté par le luxe et l'oisiveté n'aurait certaine-ment pas eu la vigueur, le courage, la sobriété, la chasteté et la volonté du héros légendaire de la Suède.

Ces exemples, pris aussi bien dans l'antiquité que dans les temps modernes, nous prouvent combien ces pères et ces enfants illustres consi-déraient comme étant d'une extrême importance, l'éducation physique. Ils la regardaient comme digne de tous leurs soins et de toute leur solli-citude. C'est qu'en effet l'éducation physique d'un enfant décide, le plus souvent, du reste de sa vie d'homme.

Les systèmes d'éducation qui longtemps furent la force et la gloire de l'île de Crète et de Lacé-démone, ne sauraient convenir de nos jours, et ce serait un tort que d'établir une comparaison entre l'éducation antique et l'éducation mo-derne.

L'éducation antique, qui sacrifiait les enfants faibles et imposait silence aux sentiments les plus naturels, aboutissait, suivant le mot de Montes-quieu « à faire des hommes qui n'étaient ni en-« fants, ni maris, ni pères. »

L'éducation moderne, au contraire, ne doit

rien détruire de ce qui est légitime, de ce qui est fait pour la famille ou par la famille.

En devenant citoyen, on ne peut cesser d'être homme.

Mais si tout n'est pas à imiter dans cette éducation trop austère des anciens, tout n'est pas admirable non plus dans notre éducation actuelle, devenue trop molle. Et il faut, de toute nécessité, restaurer quelques-unes des pratiques du système de législation des spartiates et des Athéniens, en matière d'éducation physique de l'enfance.

En accommodant, pour ainsi dire, à notre impressionnabilité, à notre sensibilité moderne, les pratiques impitoyables de la législation antique, nous pourrons modifier l'éducation de nos enfants et l'harmoniser ainsi avec les besoins de notre société.

Il n'est pas besoin pour nos enfants, de la course des chars, du pugilat, du ceste, du pancrace, etc. Mais les pères de famille, les instituteurs et tous ceux qui sont chargés de l'éducation en général, doivent développer chez leurs élèves le goût des différents jeux, comme le ballon, la paume, le saut, la lutte, la natation, l'équitation l'escrime, la danse. Enfin, comme il est bon d'aller à tout graduellement, il faudra, avant de

les livrer aux exercices fatigants, les former
à ceux qui en sont comme les préliminaires.

On choisira, dès lors, les jeux et les exercices
méthodiquement calculés, selon leur force ou leur
faiblesse. Ce sera d'abord, le volant, le ballon, le
jeu de boules, les quilles, le jeu du tonneau. Ces
jeux en faisant peu à peu, pour ainsi dire, sortir
la force de l'enfant, le préparent à ceux qui
demandent des muscles plus solides et une volonté
plus ferme et plus suivie.

En les variant et en les graduant, non seulement ces jeux ne dégoûteront pas l'enfant, mais
ils lui offriront, au contraire, sans cesse, un nouveau plaisir, un nouveau charme ; son corps pro-
fitant des mouvements propres et particuliers à
chaque exercice, se pliera beaucoup plus facilement à toutes les habitudes physiques qu'il convient de lui donner.

*
* *

Pour nous résumer, jusqu'à l'âge de 6 ans,
l'enfant court après ses jouets, fait des trous en
terre, se roule sur l'herbe, élève des tas de sable,
tire de petits chariots, les remplit de poussière,
s'agite, se remue ; on l'encourage en jouant avec

lui, c'est le début naturel des exercices du corps.

De 6 à 12 ans, on le prépare, aux heures de récréation, à faire un petit « soldat, » en l'habituant à courir au pas accéléré, en bon ordre ; peu à peu, on le fait passer aux exercices de la gymnastique pure, en ayant soin, bien entendu, de ne pas employer ses forces à des exercices immodérés ou à des exercices d'acrobate.

De 12 à 16 ans, on entre dans une période d'exercices plus importants, mais toujours en prenant garde, pendant cette période de sa croissance, de ne pas laisser faire au jeune adolescent des exercices trop violents, qui pourraient nuire à son développement.

De 16 à 20 ans, le jeune homme pourra se livrer à des exercices plus réguliers et plus difficiles, selon les bonnes méthodes de la gymnastique rationnelle.

Ainsi formés, et, dans la suite, toujours entretenus par des exercices multipliés et variés, les enfants, devenus citoyens, pourront, pour ainsi dire, endurer toutes les fatigues.

Ils pourront, comme les soldats romains, fournir de longues marches avec une célérité étonnante, ou exécuter, en quelques jours, des travaux de fortification et de défense nationale.

Si je ne craignais d'abuser, je pourrais m'appesantir, avec plus de détails, sur l'éducation physique des enfants et des adolescents, sur l'hygiène à leur faire suivre, sur les moyens de consolider leur santé, en un mot, sur tout le problème scolaire.

J'ajouterai, cependant un souhait qu'il me serait bien agréable de voir s'accomplir, et qui a trait précisément à ce problème scolaire si important et si délicat à résoudre.

C'est surtout des instituteurs et des institutrices que dépend la réalisation du vœu que je vais émettre.

L'habitude qu'on a de laisser les jeunes élèves assis, sans interruption, pendant les heures classiques, exerce sur leur force à venir, une influence très pernicieuse. Il serait bon, après une leçon d'une heure, de faire prendre à l'élève une récréation d'au moins un quart d'heure, pour lui permettre de changer son corps de position, de reposer son jeune cerveau trop tendu par un travail intellectuel non interrompu.

Or, pendant ces courts temps d'arrêt, on pourrait faire faire aux enfants des exercices aussi agréables que faciles, tels que ceux qui exigent le mouvement des bras, des jambes, et tous ceux qui ont, pour effet, de développer la poitrine, cette partie principale de notre organisme. Les poumons de l'enfant prendraient ainsi du développement et de la force, et ce serait peut-être le seul moyen d'arrêter cette maladie funeste, sans remède, la phthisie pulmonaire, qui étend chaque jour, de plus en plus, ses ravages sur la jeunesse française.

Au moyen de ces exercices, pour ainsi dire classiques, on préparerait admirablement les jeunes gens au service militaire.

Nous faisons donc appel à l'initiative privée des maîtres et des instituteurs, amoureux de leur profession, pour introduire dans leurs écoles, durant les classes, ces exercices, qui, sans être purement gymnastiques, feront le plus grand bien aux enfants.

On me dira que ce que je demande est dans le projet de loi sur l'enseignement obligatoire de la gymnastique dans toutes les écoles, dont le vote a été obtenu au Luxembourg le 24 juin 1879, par l'honorable sénateur des Vosges, M. Georges; je répondrai que si on attendait l'exécution de cette loi, on attendrait encore longtemps, puisque cette loi qui donnait un délai de deux années au ministre (délai expiré), n'est encore exécutée que dans un petit nombre de villes.

DEUXIÈME CONFÉRENCE

DEUXIÈME CONFÉRENCE

Quelques mots d'explication sont nécessaires au début de cette seconde conférence. Je
remercie mes chers compatriotes, de la sym-
pathique indulgence avec laquelle ils ont accueilli
ma première causerie, qui a inauguré, dans notre
société, la série des conférences mensuelles, con-
tinuées avec tant de succès par MM. Berton,
Bonjour et Debouzy.

Les témoignages d'adhésion et de satisfaction
que nous avons recueillis ne pouvaient nous
flatter davantage ; nul encouragement ne pouvait
nous être plus précieux.

C'est pourquoi je me suis décidé à venir
encore causer avec vous du sujet dont je vous ai
déjà entretenus, ou plutôt, d'une partie de ce sujet
que je n'avais pas abordée. Vous vous en sou-
venez, je traitais de l'éducation physique des

enfants et des adolescents ; aujourd'hui, ce sera de l'éducation physique des jeunes filles et des femmes !....

Peut-être trouvera-t-on que ce sujet, pour un homme, est très délicat ; qu'une femme seule pourrait, bien plus savamment, bien plus utilement, le traiter. Les avis sur ce point doivent se partager.

Les femmes diront qu'on ne se juge jamais bien soi-même ; qu'elles préfèrent de beaucoup être jugées par des hommes. Pour ma part, je vous avouerai qu'il me ferait grand plaisir de voir venir un jour, à cette place, une de nos compatriotes femmes, nous développer, à sa façon, le sujet que je vais essayer d'ébaucher aujourd'hui.

Puissent mes observations lui être utiles, ainsi qu'à celles de nos compatriotes, mères de famille ou ayant charge d'éducation de jeunes filles ! et puissent-elles leur inspirer pour l'auteur la même bienveillance que nos compatriotes hommes ont bien voulu lui marquer, à l'occasion de son premier entretien avec eux.

Bien qu'une bonne partie de ce que nous avons

dit dans notre première conférence puisse s'appliquer aux deux sexes, il sera intéressant, je crois, de présenter quelques réflexions sur l'éducation corporelle qu'il est utile et nécessaire de donner aux jeunes filles et aux femmes.

Dans les premières années de sa vie, la femme, au premier aspect, ne parait guère différer de l'homme !... elle a, à peu près, le même air, la même délicatesse d'organes, la même démarche, le même son de voix ; confondus dans les jeux dont on amuse également leur enfance, le jeune garçon et la jeune fille ne sont pas souvent distingués l'un de l'autre.

Cet état équivoque ne persiste pas longtemps. Jusque vers l'âge de 8 ans, le jeune garçon peut se livrer aux mêmes jeux et suivre les mêmes exercices que la jeune fille. Mais, passé cet âge, celui-ci perd vite les formes douces qui lui étaient communes avec celles de la jeune fille. Sa voix devient plus étendue et plus grave. Sa timidité est remplacée par de la bravoure, de l'audace et de la fierté.

Ses épaules s'élargissent, et, contrairement à la femme, où prédomine la forme ronde, chez le jeune garçon c'est la forme anguleuse qui est générale.

Peu à peu s'établit ainsi dans le jeune homme

cette force du sexe qui doit protéger l'autre.

La femme subit bien moins vite cette transformation physique et morale, qui se remarque dans l'homme : elle reste longtemps délicate et timide. Les changements qui s'opèrent dans sa forme, dans sa taille et dans toute sa personne, lui sont propres. Ces modifications qui se manifestent dans le corps de la femme sont tellement différentes de celles que subit l'homme, qu'il semblerait que si la force et l'activité sont essentielles à celui-ci, la faiblesse concourrait à la perfection de celle-là.

Il n'est personne, en effet, qui ne distingue à l'œil, le bras ou la jambe d'une femme, d'avec le bras ou la jambe d'un homme.

La colonne vertébrale est plus recourbée que dans l'autre sexe. Le dos est plus rond. Les épaules moins larges. Les muscles de la femme, en un mot, sont partout moins volumineux que ceux de l'homme, excepté les muscles du bassin, qui sont, ceux-là, plus puissants et plus solides.

Malgré cette infériorité musculaire, ou à cause d'elle, que d'élégance dans les formes de la femme ! que de légèreté et de vivacité dans ses mouvements ! on croirait que la nature a mis tous ses soins, pour parfaire son corps en grâce et en beauté.

La femme est donc plus gracieuse que robuste, plus active que forte; ses forces physiques étant très bornées, ses mouvements corporels ont besoin de se développer dans des conditions toutes particulières, qui ne seront pas tout-à-fait celles qui développeront le système corporel de l'homme.

Ceci s'explique : la femme, sur la terre, ne remplit pas le même rôle que l'homme. Ce serait, par exemple, un étrange renversement des lois de la nature, que de faire suivre aux femmes la même éducation physique qu'aux hommes. A quoi servirait, en effet, à la femme, une témérité que son impuissance corporelle démentirait à chaque instant? C'est à l'homme, à qui la nature a donné la force et le courage, qu'il appartient de se défendre contre les ennemis de sa patrie; l'usage des armes et autres engins de guerre ne pourrait être pratiqué par les femmes.

Leurs mains sont trop belles, leurs bras trop fragiles et trop délicats, leur peau trop souple, leurs oreilles trop sensibles, leur constitution trop molle, pour prendre le fusil ou pour supporter seulement le bruit formidable du canon.

Les femmes excellent, au contraire, dans les mouvements qui ne demandent que de l'adresse, parce que cette qualité dépend, comme nous le disions tout-à-l'heure, de l'organisation particulière de leur sexe, qui les leur rend plus faciles.

Dès lors, la femme a besoin, elle aussi, d'exercer ses membres et ses muscles par des exercices physiques.

Mais ces exercices doivent être réglés d'une certaine façon, et, quoiqu'on en pense, une gymnastique sans violence et sans fatigue est aussi indispensable aux filles qu'aux garçons, car il n'y a, sans elle — que les mères de famille le sachent bien — ni santé, ni force, ni beauté.

J'insisterai plus particulièrement sur ce dernier point : la beauté.

Pour être aimée, la femme doit surtout être belle, et la femme belle l'est deux fois, quand elle est bien portante.

N'est-il pas vrai qu'un cheval n'est beau qu'autant que sa taille, la souplesse de ses jarrets, une encolure noble, nous le montrent rempli de vigueur et de légèreté ?

A l'aspect d'une belle et jolie femme, ne s'arrête-t-on pas pour l'admirer ? On est saisi alors comme par une sorte de respect pour la nature, qui a créé une telle œuvre de beauté et de grâce.

Pourquoi les hommes aiment-ils mieux une jolie femme qu'une laide ? Pourquoi réciproquement le cœur d'une femme préfère-t-il un bel homme à un laid ?

C'est encore la nature qui, n'ayant d'autre calcul que ses intérêts, nous commande, pour perpétuer notre espèce, de ne choisir que ce qui est le plus beau et le plus convenable. Elle semble, ainsi, nous faire repousser la laideur et les difformités, pour nous porter à la perfection individuelle.

Chez tous les peuples, la beauté fut toujours estimée et honorée, et les anciens savaient bien que c'était par les pratiques du gymnase, que la jeune fille maintenait la pureté de ses formes et l'harmonie de ses proportions. Ils la préparaient ainsi à une maternité féconde et vigoureuse.

A Sparte, pendant l'enfance, les garçons et les filles recevaient la même éducation, mais les femmes étaient certainement mieux constituées que celles des autres nations, parce que l'on y provoquait chez elles des habitudes se rapportant davantage à la destination de leur sexe.

Nous sommes bien loin de ce temps, où une étrangère disait à la femme de Léonidas : « Vous « êtes les seules qui preniez de l'ascendant sur « les hommes. » — « Sans doute, répondit-elle, « parce que nous sommes les seules qui met- « tions des hommes au monde. » — Ah ! il est grand temps de trouver une éducation physique qui rende aux femmes une constitution normale et puissante.

Les épreuves terribles de 1870 ont refait des français par le cœur; que ces épreuves refassent des femmes françaises et des enfants français par le corps! Qu'elles reprennent ainsi l'empire naturel qu'elles ont toujours eu sur les hommes; qu'elles se rendent utiles, en leur inspirant sans cesse l'amour de la patrie, et en traitant avec dédain celles des leurs qui ne pensent qu'aux bijoux, aux toilettes et aux fêtes.

Rousseau a écrit quelque part « que les hommes « étaient toujours ce que les femmes voulaient « qu'ils fussent. »

Rousseau avait raison. Les femmes, riches ou pauvres, instruites ou ignorantes, exercent toujours sur leur mari et sur leurs enfants, une grande influence.

Ce sont elles qui dirigent les mœurs, et c'est plus encore par les mœurs que par les lois que se font les peuples.

Et qui donnera à la femme ces bonnes mœurs, qui sont la sécurité de la famille et le gage du bonheur du foyer?

Qui donc équilibrera son système nerveux si *sensible*, si sujet à des détraquements invraisem-

blables? Qu'opposer, en un mot, à l'envahisse-
ment progressif de la maladie du siècle, la né-
vrose?

L'exercice du corps, intelligemment compris et
pondéré, voilà le remède, voilà la sauvegarde du
foyer. Il importe donc que les femmes puissent
montrer aux hommes ce dont elles sont capables
dans la pratique des exercices corporels, et, par
cette vue, leur inspirer la confiance dans l'avenir.

A ses qualités natives, faites de sensibilité,
d'imagination et de tendresse, la femme devra
montrer qu'elle peut joindre aussi, quand il le
faut, des habitudes viriles.

« Femmes, disait encore Jean-Jacques Rous-
« seau, faites donc de la gymnastique, non pour
« vous, mais pour nous. »

Les exercices gymnastiques ont, non seulement
le grand avantage de maintenir l'harmonie de volume, et, par suite, d'énergie dans les muscles du
corps de la femme, mais ils ont celui, non
moins grand, de calmer son système nerveux.

Ainsi donc, la beauté, la vigueur, le calme des
nerfs, constituent un ensemble d'intérêts auxquels satisfait, du même coup, la gymnastique.

C'est dire assez toute l'importance que doivent
y attacher les mères pour leurs filles.

Mais, ici, ces mères de famille sentent le besoin de nous poser quelques questions dont la solution pratique s'impose.

Ces questions pourraient beaucoup mieux être résolues par le médecin que par l'observateur hygiéniste. Je m'efforcerai, cependant, d'y répondre.

A quel âge faut-il faire commencer la gymnastique aux jeunes filles?

Quels sont ceux de ces exercices qui sont les plus propres à développer et à perfectionner leurs facultés naturelles, sans nuire à leur tempérament?

Avant 8 ans, comme pour les garçons, il n'y a de convenable, pour les jeunes filles, que ce que nous appellerons la gymnastique des jeux de l'enfance. Il faut attendre, en effet, que leurs membres soient nourris, leurs muscles assouplis, leurs os durcis, pour que ces jeunes enfants puissent résister aux tractions et aux chûtes.

Quand cette période de l'enfance est passée, et que le corps de la jeune fille est arrivé à pouvoir supporter les exercices actifs, elle n'a besoin alors, ni d'appareils, ni de machines. La gymnastique des attitudes et du mouvement sera la seule qui lui convienne. Les exercices qu'elle fera ne doivent pas être chez la femme l'objet d'un calcul, son corps ne doit pas être plus réglé que la somme des éléments qui le composent. Les diversions fréquentes, les changements brusques, un programme d'exercices sans méthode lui sont même utiles pour la préparer aux secousses violentes, auxquelles est assujetti son organisme.

Une bonne promenade, le matin, dans la campagne, est un des exercices qui convient le mieux à la femme, surtout en été, où le corps se nourrit, en partie, des émanations restaurantes des végétaux et de la vue de la nature. L'air pur, un ombrage frais, et le parfum des fleurs sont bien faits pour jeter dans l'oubli des préoccupations et des souffrances de la vie.

Ces sensations exquises donneront même les forces nécessaires pour supporter de nouveaux chagrins et de nouvelles douleurs.

L'équitation est aussi un exercice très agréable et très suffisant contre les suites de l'inaction.

Quand la femme est fatiguée ou convalescente, cet exercice lui sera certainement très salutaire. Mais, il ne peut être que l'exercice des jeunes filles de la classe riche.

Un autre exercice, qui, celui-là, peut être pratiqué par les femmes de toutes les classes, est, sans contredit, la danse. Mais la danse en plein air, et non la danse des salons, qui est un pur amusement, une volupté, plus capable d'énerver les organes que de les fortifier.

Tous les peuples dansent, et, à tout âge, on aime à voir danser. Au village, il n'est point de fêtes sans bal ; il n'est pas de noces ou de réjouissances privées sans cet amusement.

C'est surtout à la façon dont en usaient les anciens, qu'il faut pratiquer cet excellent exercice.

Par eux, la danse était considérée comme la seule et véritable gymnastique des femmes ; elle était la traduction de la musique, et ces deux arts combinés leur servaient à combattre et à calmer les mouvements nerveux du corps de la femme, et les sentiments désordonnés de son imagination. Sans être aussi exagéré que les anciens sur l'excellence de cet exercice, j'y vois un moyen d'assouplir les muscles, de rectifier les attitudes des personnes, et surtout des jeunes filles faibles ; de contribuer beaucoup au développement des membres et à l'augmentation de leur souplesse, de donner, en même temps, au maintien, plus d'aisance et de grâce.

Je crois qu'il y a là des raisons suffisantes pour apprendre la danse aux enfants, et surtout aux jeunes filles.

Mais, ces exercices, dont nous venons de parler, ont l'inconvénient d'être beaucoup trop exclusifs, et il n'est guère possible d'en observer facilement l'usage régulier. Ainsi, la promenade sera souvent entravée par le mauvais temps ou la trop grande chaleur; l'équitation, nous l'avons dit, ne peut être sérieusement pratiquée que dans les villes où il y a des manèges, ou, encore, par les personnes riches, en possession d'un cheval; enfin, la danse nécessite la réunion de plusieurs couples, d'un musicien au moins, et ces divers éléments ne se trouvent pas toujours réunis.

Ces excellents exercices ont donc d'immenses inconvénients; c'est pourquoi il faut en trouver un qui, comme nous le disions tout à l'heure, n'exige ni appareils, ni agrès; qui puisse être pratiqué dans la famille elle-même, et laisser, en un mot, à cette partie de l'éducation des filles, le caractère intérieur et retiré qui lui convient.

Cet exercice, on l'appelle la gymnastique de chambre; il suffit aux femmes et aux filles, mais les pratiques doivent en être suivies avec persévérance; il faut qu'elles soient sur la même ligne que les autres travaux journaliers.

A des heures déterminées, dans sa chambre, dans son jardin, dans une plaine, en voyage ou partout ailleurs, la jeune fille ou la femme pourra faire ainsi d'excellents exercices qu'elle dirigera avec un manuel de gymnastique.

Les mouvements de cette gymnastique, aussi faciles à suivre que salutaires, donneront, en peu de temps, de la souplesse, de la force, de l'agilité et de la grâce au corps de la femme ; elle s'assurera, en les continuant, une prolongation de vigueur corporelle jusqu'à un âge très avancé.

La gymnastique de chambre, bonne à tout le monde, le sera surtout aux femmes, qui ont des occupations sédentaires. Combien ne voit-on pas de femmes, surtout dans la classe riche, qui sont toujours souffrantes, mais qui se porteraient bien, si elles prenaient le courage de s'adonner à l'exercice journalier et sans fatigue de la gymnastique de chambre ! Les parents ou les maris de ces pauvres femmes, les voyant dépérir de jour en jour, disent au médecin : « Nous leur « donnons, cependant, la nourriture et les vins « les plus fortifiants, les plus généreux, les plus « toniques, ceux que vous avez vous-même « prescrits, et, malgré cela, au lieu du retour des « forces, nous constatons une faiblesse de plus « en plus grande. »

Ce traitement intérieur, si bon qu'il soit en principe, ne sera jamais assez efficace pour combattre, chez les femmes, le défaut d'exercice qui occasionne de nos jours, les maladies nerveuses, l'affaiblissement des muscles et l'altération de la vie sensitive. Mais, moins les exercices corporels seront pratiqués chez les femmes, plus leur état nerveux sera irritable. Les femmes qui travaillent tout le jour aux champs ne souffrent jamais de maladies nerveuses. Il n'en est pas de même, au contraire, des femmes ayant de la fortune. Le système d'éducation qui les prend dès leur naissance, tend trop exclusivement à la perfection morale.

Quand elles sont jeunes filles, ce sont de petites merveilles qui étonnent par leur habileté aux travaux d'aiguille, de modes, par leur talent sur le piano et le dessin, et la variété de leurs connaissances ; mais, du corps, on ne s'en préoccupe pas, et, quand ces pauvres filles sont femmes, elles passent leur vie dans des journées de fièvre et dans un continuel état de faiblesse et de langueur.

C'est alors que, bien tard, on se décide à faire de la gymnastique et de l'hygiène.

Le seul moyen de prévenir ces maladies, si difficiles à déraciner, quand elles sont devenues chroniques, c'est donc, nous le répétons, de fortifier le corps des jeunes filles et des jeunes femmes par les exercices si doux et si faciles de la gymnastique de chambre. Elle pourra être toujours pratiquée (l'état de grossesse seul excepté).

Cette gymnastique s'exécutera, de préférence, une demi-heure avant le repas ordinaire de chaque jour, en guise d'apéritif ou de tonique de l'estomac. On procédera à ces différents exercices pendant un quart d'heure seulement; le quart d'heure suivant, qui sera celui qui précède le repas, servira à se reposer et à reprendre une respiration régulière.

Le docteur Schreber, qui a publié sur la gymnastique de chambre un excellent manuel que toutes les mères devraient avoir entre les mains, a ramené aux règles suivantes les principes de la gymnastique de chambre :

« 1º Une fois commencés, les exercices doivent « être continués avec la plus ferme persévé-« rance, en ayant soin d'en augmenter les pro-« portions.

« 2º On doit se débarrasser de toutes les parties « de l'habillement qui peuvent serrer le cou, la « poitrine ou le ventre.

« 3º Les intervalles de repos entre chaque « phase d'un exercice doivent être utilisés pour « accomplir des mouvements respiratoires aussi « profonds que possible.

« 4º Les exercices doivent être exécutés avec « lenteur, sans hâte, avec des intervalles de « repos considérables, mais aussi avec vigueur,

« avec la plénitude de tension des muscles. On
« doit éviter surtout les mouvements mal assurés,
« angulaires, spasmodiques.

« 5° Les exercices doivent être sagement gra-
« dués; s'il existe quelque particularité de la
« santé qui paraisse insolite, le médecin doit
« intervenir. »

Nous ajouterons à ces préceptes qu'il ne faut
jamais procéder à ces exercices, quand on est
sous le coup d'une émotion violente ou d'un
malaise qui provoque et accélère les pulsations
du cœur; que si, pendant les exercices, cette accé-
lération survenait, il faudrait les cesser immédiatement.

« En cela, du reste, la nature est le meilleur
« guide. Chacun doit se contenter de ce qu'il
« peut faire et se maintenir toujours dans une
« juste proportion. »

« *Stat in medio virtus.* »

On devra aussi éviter de pratiquer les exercices dans une chambre où il y aurait des courants d'air. Mais on devra, si l'on est à même
de pouvoir respirer l'air pur, même celui des
saisons froides, ouvrir les fenêtres toutes grandes,
afin que l'air appelé dans la poitrine, par la
contraction énergique de ses muscles, soit aussi
pur que possible.

Le mouvement d'élévation des bras, les inflexions diverses du tronc qui met la poitrine en avant ou l'étale en arrière ; les inspirations et les expirations, la déclamation, la lecture à haute voix, sont des moyens d'agir sur la capacité de la poitrine. La jeune fille qui aura fait ainsi de la gymnastique ne sera pas phthisique. Faire des poumons puissants à ses filles, est-il un plus beau but à proposer à l'affection maternelle ?

Sans gymnastique, pas de beauté, pas d'aptitude à une descendance solide. Je promets, au contraire, à la femme qui aura pratiqué, pendant sa vie, les exercices corporels, des proportions enviables, une maternité efficace, des enfants superbes et une heureuse vieillesse.

C'est surtout après la puberté, dit Van Helmont, que l'imagination de la femme fait sans cesse entendre sa voix. Il faut alors l'étouffer par une gymnastique fortement active et énergique.

La jeune femme qui aura observé et pratiqué ces conseils dans son éducation corporelle, aura une constitution normale et saine. Elle sera bien digne du rang qu'elle doit occuper dans la société. Tout en en faisant l'ornement par ses charmes, elle contribuera à en augmenter la force et la vitalité, en lui donnant des enfants sains, robustes et vigoureux, qui auront une âme de feu dans un corps de fer, de façon qu'ils puissent se montrer dignes de leurs nouvelles destinées.

*
* *

Il y aurait plus à dire sur la gymnastique, chez les jeunes filles et chez les femmes, mais nous sommes trop limité. Je me permettrai seulement de présenter quelques considérations hygiéniques et philosophiques, touchant le système physique et moral de la femme. La lisière de ces deux domaines, le physique et le moral, est tellement étroite, qu'il est aussi difficile à un hygiéniste de ne pas parler un peu de l'éducation, qu'à un moraliste, de ne pas parler d'hygiène.

Je voudrais dire un mot, d'abord, de certaines attitudes auxquelles sont façonnées les jeunes filles, et qu'il importe de corriger. Tout le monde est d'accord que les jeunes filles doivent se tenir droites; mais se tenir droites, dans l'esprit de certaines mères de famille, veut dire se tenir cambrées, les reins en arrière.

Eh bien, rien n'est plus laid et plus préjudiciable à la santé que cette attitude qui amène inévitablement la déformation. Les lois de l'équilibre font qu'en cambrant les reins, la jeune fille porte le ventre en avant et la tête en arrière, tandis que le dos se recourbe ; qu'arrive-t-il alors ? on a le dos rond, les reins creux et les épaules saillantes.

Pour remédier à cette attitude vicieuse, et arriver plus facilement à réaliser le plan normal vertical du corps, il faut que les institutrices placent leurs élèves contre un mur, contre un arbre ou contre un meuble vertical, et fassent en sorte d'appliquer, contre cette surface verticale, les reins, le dos et l'occiput de la jeune fille. Cet exercice, répété plusieurs fois par jour, sera très efficace, et il peut être considéré comme l'un des exercices préliminaires les plus indispensables de l'éducation corporelle.

Une autre partie non moins importante de cette éducation, est la surveillance que les institutrices devraient avoir sur l'attitude assise des jeunes filles.

La plupart d'entre elles se portent surtout sur le côté gauche, ou quelquefois sur le côté droit, pendant qu'elles écrivent. Cette attitude vicieuse tient à l'enseignement de l'écriture penchée, dite écriture anglaise.

Qu'on donne, en effet, une dictée ou une copie à une jeune fille, elle est forcée, ou plutôt contrainte, d'après cette méthode graphique, de tracer des caractères penchés, tout en tenant la feuille de papier droite devant elle. A la longue, la répétition fréquente d'une position aussi défectueuse amène des changements dans l'organisme de la femme, et des maladies graves.

Il faut donc éviter de faire pratiquer aux écolières les mauvaises méthodes d'écriture ; veiller à ce qu'elles ne s'assoient pas d'un côté ni d'un autre, et qu'elles ne se penchent ni trop à droite ni trop à gauche en écrivant. En un mot, il devrait, dans chaque école, y avoir un tableau sur lequel serait écrit en grosses lettres la formule de Madame G. Sand : « écriture droite, sur papier droit, corps droit. »

*
* *

La coquetterie, ce sentiment si naturel à la femme, lui indique les soins de la propreté ordinaire ; mais bien des femmes encore, et des

5.

femmes françaises, même parmi celles de la classe aisée, ne se livrent pas aux soins de la propreté la plus simple. Si des françaises bien élevées savent, à cet égard, sauver les apparences, il sera bien facile d'observer qu'à la campagne surtout, la stricte propreté du corps ne va pas toujours au-delà des parties visibles.

Ces défauts de propreté ne devraient pas exister chez les femmes françaises, fussent-elles pauvres. L'eau ne coûte rien ! Et quelle jouissance n'éprouve-t-on pas, quand le corps a reçu une bonne ablution d'eau froide? Non seulement le corps, mais l'esprit sont rafraîchis et purifiés. La femme qui a une bonne santé doit journellement procéder à la toilette la plus complète. Le matin, aussitôt après s'être levée, elle doit, au moyen d'une grosse éponge, se faire une ablution d'eau froide sur toute la surface du corps, en commençant par la tête. Lorsque le corps est sec, la peau sera soumise à un frottement énergique de la tête aux pieds, qu'on fera soi-même à l'aide d'une brosse ou d'un linge en coton grossier. L'action fortifiante de ce procédé ne pourra plus être oubliée, et deviendra une habitude pour toutes les jeunes filles et les femmes qui en auront fait l'essai et en auront ressenti les résultats bienfaisants.

Qu'arrivera-t-il alors ? C'est que la femme inculquera naturellement à ses enfants cette idée : que les ablutions du corps, souvent répétées, sont indispensables à la bonne conservation de la santé.

Il s'agit donc de faire pénétrer dans les mœurs et les habitudes les soins de propreté quotidiens. Si cette pratique vient à être exercée d'une façon générale dans les écoles, elle sera un moyen prophylactique, et même quelquefois curatif, contre beaucoup de maladies d'enfants, et surtout contre les maladies contagieuses.

Aujourd'hui l'architecture moderne a bien soin, dans les maisons riches, de donner une des meilleures places à la salle de bain.

Pourquoi, dans les maisons médiocres ou même pauvres, n'y aurait-il pas, près de la chambre à coucher, un endroit spécial où l'on ferait le matin les ablutions prescrites ?

Si l'hygiène privée et publique a été jusqu'à ce jour si négligée, non seulement en France, mais dans toute l'Europe, c'est à cause de l'ignorance des peuples et de l'incurie des gouvernements. Il est temps que les conseils d'hygiène fassent créer par leurs gouvernements, des cours d'hygiène dans toutes les écoles : on y enseignerait cette science, comme on enseigne les langues, l'histoire

et la géographie, et les instituteurs et les institutrices
seraient naturellement les premiers appelés à
donner l'exemple à leurs élèves de ces pratiques
de propreté.

*
* *

Parmi les éléments de la beauté chez les jeunes
filles et chez les femmes, les dents sont un des
plus essentiels. L'hygiène de la bouche est d'un
très grand intérêt surtout pour les femmes, dont
les dents, on l'a remarqué, sont beaucoup plus
fragiles, d'un volume généralement plus faible que
celles des hommes, et, par suite, plus disposées
à la carie. Les courants d'air, le broiement des
corps durs, les dents trop serrées, l'usage de
boissons très chaudes ou très froides, le voisi-
nage d'une mauvaise dent, constituent les prin-
cipales raisons de la carie des dents.

Les jeunes filles et les femmes qui ont le soin,
après chaque repas, de se laver la bouche, entre-
tiennent la pureté de l'haleine; elles préviennent

le déchaussement et conservent aux dents leur émail, et leur blancheur, qui sont leurs qualités les plus précieuses.

Est-il rien de plus agréable à l'œil qu'une jolie bouche de femme, riant franchement, et montrant des dents d'une blancheur de lait ou de porcelaine et comme transparentes.

Je voudrais bien voir, pour ma part, les rince-bouches entrer dans les habitudes de tout le monde.

Les belles et bonnes dents sont, non seulement nécessaires à la beauté du visage, mais elles le sont surtout aux fonctions digestives; et, à ce sujet, j'ajouterai encore quelques mots sur l'alimentation.

*
* *

Une passion qui paraît bien naturelle, et qui est, cependant, une des causes les plus nombreuses et les plus funestes du dérangement de l'organisme, chez la jeune fille ou chez la femme, c'est l'abus dans l'alimentation.

Il y a des femmes, surtout dans la classe riche, qui confondent l'habitude ou le plaisir de manger avec le besoin. L'estomac, fatigué sous le poids d'une surcharge d'aliments inutiles ou nuisibles, ne digère plus, et la santé se trouve détruite peu à peu.

Les femmes de la campagne en souffrent moins, parce que leur goût, moins dépravé que celui des femmes de la ville, les porte à donner la préférence aux mets et aux boissons qui ne demandent pas une grande dépense des forces de l'estomac : les légumes, les fruits, le laitage, la bière, le cidre, sont ordinairement les mets et les boissons qu'elles absorbent.

Dans les villes, au contraire, les femmes recherchent plus volontiers, les viandes fortement salées et épicées. Nous en connaissons qui mangent le sel à poignée et boivent du vinaigre en grande quantité, les unes par goût, les autres pour se faire maigrir.

Elles ne pensent pas, ces pauvres femmes, que ces substances corrosives leur détruisent bien vite l'estomac. De même, beaucoup de jeunes filles ou de femmes affectionnent les liquides préparés ou distillés, les alcools comme les vins cuits, le café, l'eau-de-vie de vin, de grain, de sucre, de cerises, et toute la phalange des liqueurs spiritueuses.

Ces aliments et ces liquides flattent certainement le goût, mais ne sauraient être digérés longtemps sans danger.

Le désir trop avide qu'ont les femmes des villes, de multiplier ainsi les jouissances imaginaires du goût, font qu'elles se donnent peu à peu mille maux réels, et qu'elles arrivent bien souvent à ne plus savourer aucun aliment.

Il faut donc écouter la nature, qui décide seule de la fréquence, de la durée des repas, et du bon choix de la nourriture. Toute sensation de réplétion qui dépasse celle du bien-être, doit déterminer pour la femme animée du désir de se bien porter, la quantité proportionnelle de nourriture qu'elle doit absorber pendant chaque repas. Elle se conformera ainsi au précepte d'Hippocrate, qui dit qu'on ne doit pas donner au corps plus d'aliments qu'il n'en peut digérer ou consommer.

*
* *

Que de choses j'aurais encore à dire sur la

beauté et la santé de la femme! que de chapitres il y aurait à traiter, sur la chevelure, les soins de la peau, la physionomie, la main, la chaussure, sur le geste, sur la voix, sur les attitudes vicieuses, etc., etc. Ce serait alors un livre à faire, et non plus une conférence.

Cependant, parmi les accessoires de la toilette de la femme, il en est un, entre tous, qui a une importance capitale, et sur lequel je me permettrai encore quelques mots. C'est du corset que je veux parler.

Je ne suis pas de l'avis de ceux qui ont demandé, et sans appel, la proscription pure et simple du corset; mais je voudrais un corset qui fût un appui et non pas une entrave à la liberté des organes les plus essentiels à la vie.

Ne voyons-nous pas tous les jours des jeunes filles qui approchent de la puberté, et que l'on soumet à un corset qui conviendrait à une femme faite. La poitrine de ces jeunes filles se développant, à cette époque, presque de jour en jour, subit, par le fait de cette entrave, une compression fâcheuse.

Il y a d'autres jeunes filles, qui se serrent les hanches à se les rapprocher. Elles s'exposent, les malheureuses, au grave danger de se déformer le bassin, ou, tout au moins, d'apporter une entrave à son développement en largeur. Et c'est de dix à dix-huit ans que le bassin s'élargit le plus. Cette période, si importante pour le développement du bassin, est bien mal choisie pour gêner l'expansion des hanches.

Chez les peuples où les femmes ne font pas usage du corset, celles-ci ont la taille plus avantageuse, plus libre, plus dégagée que chez les peuples où les femmes regardent ce correctif comme nécessaire à l'ouvrage de la nature. Et, cependant, aujourd'hui, c'est à ces sortes de trompe-l'œil chimériques, que les femmes paraissent préférer la santé et même l'existence.

Que nos filles et nos femmes laissent donc de côté cette affreuse coutume de soumettre à la torture, dans des corsets trop étroits, les principaux organes de l'existence, comme le poumon, le cœur, l'estomac.

Car, si ces organes si importants sont comprimés et gênés dans leur mouvement, la femme sera incapable de toute action énergique et vigoureuse, elle sera faible, elle aura peur de tout. La moindre fatigue l'anéantira, une montée un peu élevée, une descente un peu rapide, un saut de quelques mètres, seront pour elles des difficultés. Semblable à ces plantes d'appartement qui dégénèrent faute d'air et faute de lumière, les pauvres femmes qui auront voulu rivaliser avec les tailles des guêpes et des fourmis, mourront pour la plupart jeunes, sans avoir connu les bonheurs de la vie, surtout ceux de la maternité.

Et quels enfants voulez-vous que les femmes puissent mettre au monde, dans de pareilles conditions? Elles ne peuvent leur transmettre qu'une organisation viciée. Ces femmes sont déjà naturellement assez faibles, sans qu'elles recherchent des moyens de pure coquetterie, pour s'affaiblir encore davantage.

N'est-ce pas, en grande partie, par l'extrême faiblesse des femmes de notre époque que les races humaines dégénèrent!

Je termine par une question scolaire que je n'avais fait qu'effleurer, dans ma précédente conférence.

Je combattais la funeste habitude que l'on a de laisser les jeunes enfants (filles ou garçons)

assis, sans interruption, durant les heures classiques (habitude qui exerce sur leurs forces à
venir une influence pernicieuse). J'aurais aimé
qu'on fit prendre à l'élève, après chaque leçon
d'une heure, une récréation d'un quart d'heure
au moins, récréation qui lui permît de changer
son petit corps de position, et de reposer son
jeune cerveau fatigué par un travail intellectuel
non interrompu.

Or, un mois après, par une coïncidence curieuse
(puisque ma simple causerie était destinée à
rester entre nous) un mois après, dis-je, une
circulaire de M. le Ministre de l'Instruction
Publique, M. Fallières, paraissait, qui réalisait,
en partie seulement, le vœu que j'exprimais.

Je citerai volontiers ici les principaux pas-
sages de cette circulaire. Ce sera le mot de la
fin.

« Le conseil supérieur de l'instruction publique
« après avoir réduit à vingt heures par semaine
« la durée totale des classes de l'enseignement
« secondaire classique, a exprimé le vœu que
« les études consacrées au travail personnel des
« élèves fussent coupées, quand elles peuvent
« paraître trop longues, par un temps de repos
« ou de récréation. »

« Une étude dont la durée dépasse deux

« heures présente un double inconvénient :
« d'abord, il n'est pas bon, au point de vue
« hygiénique, de tenir trop longtemps nos élèves
« enfermés dans une même salle, où l'atmos—
« phère est viciée par la présence de trente ou
« quarante personnes ; d'un autre côté, après
« deux heures de tension d'esprit, la force de
« l'attention s'émousse, la continuation de l'effort
« produit plus difficilement un travail utile; le
« corps lui-même se fatigue de l'immobilité ;
« quelques instants de rémission et d'exercice
« sont nécessaires pour alléger la tête et retremper
« les forces de l'intelligence. Ce qui est vrai pour
« des hommes faits, l'est à plus forte raison pour
« des jeunes gens, et surtout pour des enfants
« qui, par nature, ont besoin d'activité et de
« mouvement.

« J'ai décidé en conséquence que, pour les
« élèves des classes de grammaire, y compris la
« quatrième, toute étude de plus de deux heures
« sera coupée par un repos de quinze à vingt
« minutes. Les mêmes dispositions pourront
« ultérieurement, après expérience faite, être
« appliquées aux élèves des classes supérieures.

« La récréation sera prise dans la cour,
« toutes les fois que la saison le permettra; la
« salle de travail sera largement aérée.

« Pour les plus jeunes enfants, ceux des cours
« primaires et élémentaires, la mesure s'appli-
« quera même aux études de deux heures, qui
« seront coupées par un repos d'un quart d'heure,
« soit dans la salle d'étude, soit au dehors. »

ÉPILOGUE

ÉPILOGUE

———

Les deux conférences qui précèdent étaient en cours d'impression, quand les objections de quelques patriotes, dont je respecte infiniment les idées, tout en ne les partageant pas, m'ont mis en demeure de m'expliquer plus complètement sur un point spécial et grave.

J'ai dû dire, d'après mes convictions, que la nature ayant réservé à l'homme la force et le courage, l'usage des armes, et ce qu'on appelle proprement « l'exercice » ne pouvait être pratiqué par les femmes. J'ai constaté que la nature les avait faites pour autre chose que pour manier le fusil, et supporter le bruit du canon. Cela a fait penser certaines personnes à Jeanne Hachette, d'autres à Jeanne d'Arc, et ces personnes m'ont objecté qu'il est dans la vie d'un peuple des moments critiques où la femme peut être appelée à donner à la patrie son contingent de forces ; qu'en conséquence, la patrie devrait l'en rendre capable, au moins dans une certaine mesure, et seconder, en cela, la nature, qui a formé jadis tant de peuples où les femmes ont joint les vertus guerrières à celles de leur sexe.

D'autres personnes, au nom d'une doctrine plus rigoureuse encore, étendant au sexe faible les principes égalitaires, réclament pour lui le droit de porter les armes au même titre que le droit de voter. On peut professer cette opinion, et être animé des intentions les meilleures ; aussi n'en voulons-nous nullement aux partisans sincères de celles qui se sont elles-mêmes donné le nom de « femmes d'attaque. » Quelques-unes de celles-ci peuvent être douées exceptionnellement, et se sentir la force de servir leur pays à la façon des hommes. Mais nous les renvoyons à l'école de la nature, les suppliant de considérer que les exceptions n'ont jamais été la règle, que les Vellédas ont été rares partout, même dans l'antique Germanie ; que s'il y a eu des peuplades entières d'héroïnes, comme les Amazones, ç'a été dans des temps et dans des pays très peu civilisés, et que leurs mœurs s'expliquent par des raisons sociales qui sont elles-mêmes des exceptions ; enfin que, pour les cas modernes de cette maladie, — s'il est permis de qualifier ainsi des dévouements comme celui de Jeanne d'Arc, — ils n'ont pu être constatés que dans des époques extrêmement troublées, ils ont longtemps passé pour des miracles, et, aujourd'hui que le mot de miracle est supprimé par la science, ils restent, au point de vue pathologique, des faits difficilement explicables. Non, la nature n'a pas destiné les femmes à mourir pour la patrie sur les champs de bataille ou sur les bûchers ; pas même à faire des rondes de nuit dans des forteresses ou à remplacer la garde nationale dans des revues mensuelles. Il lui suffit, pour accomplir sa mission sociale, il lui suffit, — nous le maintenons bien haut — de se faire, par les exercices que nous avons indiqués, un corps assez sain et assez vigoureux pour résister aux charges que la nature a fait peser sur elle : la gestation et la mise au monde de ses enfants, le soin de leur première éducation physique et intellectuelle, et les travaux du ménage. Leur part, ainsi faite, est assez grande : que dans leur sein, puis sur leurs genoux, se forment de bons citoyens, et de futures mères de famille, tous pénétrés de leurs devoirs respectifs, et la société ne leur en demandera pas davantage,

ni les philosophes non plus, que nous sachions,
ni les faiseurs futurs de constitutions. Ce serait,
de toutes les utopies, la plus exigeante.

Voilà pourquoi nous nous en tenons aux
conseils donnés dans la seconde de ces deux
conférences. Nous espérons que s'ils sont suivis, la
race française ne s'abâtardira pas trop ; que les
générations passeront sans lui ôter son originalité,
qui est l'alliance de la grâce avec la vaillance, et
que notre beau pays comptera encore longtemps
plus de femmes que de sauvagesses.

Quant à l'ensemble de nos prescriptions, nous
y revenons une dernière fois, pour les résumer.
Nous avons essayé de démontrer que, ni le corps
de l'homme, ni celui de la femme ne sont faits
pour l'immobilité. Leurs organes, dès qu'ils sont
condamnés à un repos absolu, perdent leur souplesse et leur élasticité natives. Nous aurions pu
en citer des exemples vivants. Cette contra-
vention aux lois essentielles de la nature amène
infailliblement, suivant les tempéraments, ou

l'excessive maigreur, ou l'extrême obésité. On voit chez les Mahométans des fanatiques qui demeurent des années entières à la même place, sans imprimer à leurs membres de mouvement appréciable, sans les déranger de la position qu'ils ont prise au début. Qu'arrive-t-il? Leurs membres s'atrophient, leurs traits se creusent, et ils passent insensiblement à l'état de momies. La vie, du moins, ne se traduit plus chez eux que par les mouvements des paupières et l'expression des yeux.

D'autres fois, l'inactivité entraîne l'embonpoint excessif, surtout lorsqu'elle est accompagnée d'une nourriture trop abondante. C'est ce qu'on peut encore observer chez les Mahométans, et particulièrement chez les femmes turques, que les lois sociales confinent dans le harem, qui n'en sortent pas, qui ne savent que broder et tisser, et qui tiennent pour infamants les exercices physiques les plus simples, jusques et y compris la danse. Aussi la femme musulmane devient-elle souvent d'une obésité répugnante, et l'heure de la décrépitude arrive plus rapidement pour elle que pour toute autre.

La même loi ne régit-elle pas toutes les races animales? La maigreur et les formes allongées ne sont-elles pas le partage du lièvre et du cheval de course, comme elles l'ont été du coureur de grands chemins, qui eut nom Don Quichotte? et, si l'on veut bien me permettre cette comparaison, ne met-on pas les chapons au séminaire pour les manger plus gras, et les paysans des environs de Toulouse ne clouent-ils pas par la patte, au coin de leur cheminée, les canards dont ils veulent convertir le foie en pâtés si excellents?

C'est contre ces deux excès, également pernicieux, l'excès d'activité et celui d'inactivité, que je tiens à prémunir notre jeunesse. Je lui conseille une activité réglée et progressive, et, faisant appel à ses sentiments patriotiques, je lui livre cette dernière réflexion : que si la force prime trop souvent le droit, le droit, appuyé de la force, est vraisemblablement destiné à primer tout dans le monde. Si donc la jeunesse française a le droit pour elle dans ses revendications futures, qu'elle fasse tout pour s'assurer aussi la force, ce second facteur si nécessaire.

Là est pour elle le devoir. Les instituteurs et les institutrices de France le lui répéteront, et feront en sorte qu'elle s'y conforme ; et j'ose espérer que ceux de ma chère Picardie ne seront pas les derniers dans cette noble tâche.

Melun. — Imprimerie de l'Avenir.

204